Sitzungsberichte
der Akademie der Wissenschaften
der DDR
Mathematik — Naturwissenschaften — Technik

Jahrgang 1990 · Nr. 1/N

Ernährungsrelevante Aspekte der Biochemie von Fettsäuren

AKADEMIE-VERLAG BERLIN
1990

Ausgewählte Beiträge des Symposiums
zu ernährungsrelevanten Aspekten der Biochemie
von Fettsäuren. Sitzung der Klasse Biowissenschaften
am 17. 11. 1988

Herausgegeben im Auftrage
des Präsidenten der Akademie
der Wissenschaften der DDR
von Vizepräsident Prof. Dr. Hans-Heinz Emons

ISBN 3-05-500825-1
ISSN 0138-3965

Erschienen im Akademie-Verlag Berlin, Leipziger Straße 3 – 4, DDR-1086

Printed in the German Democratic Republic
Gesamtherstellung: Druckhaus Köthen GmbH
LSV 1315
Bestellnummer: 7641323 (2010/90/1/N)

Inhalt

Rudolf Noack, Claus Wagenknecht, Rainer Macholz

Essentielle Fettsäuren: Ernährungsphysiologischer Bedarf und Verzehrensempfehlungen zur Prophylaxe und Therapie von kardiovaskulären Erkrankungen

Ernährungsphysiologisch begründeter Bedarf und prophylaktisch/therapeutisch orientierte Verzehrsempfehlungen werden oft nicht sauber unterschieden. Der ernährungsphysiologische Bedarf an essentiellen Nährstoffen ist dadurch begründet, daß der Organismus diese Verbindungen nicht oder nicht in ausreichender Menge selbst bilden kann und somit absolut auf deren Zufuhr mit der Nahrung angewiesen ist. Bei mangelhafter oder fehlender Zufuhr eines essentiellen Nährstoffes treten charakteristische Mangelsymptome auf, die ausschließlich durch den betreffenden essentiellen Nährstoff behoben werden können. Mangelsymptome können als klinische oder anatomische Veränderungen, als funktionelle Störungen, als stark von der Norm abweichende Blut- oder Gewebekonzentrationen oder als veränderte Poolgrößen erkannt werden. Je nach der Wahl der Parameter sind die zur Behebung des Mangels benötigten Mengen eines essentiellen Nährstoffes etwas unterschiedlich. Ausgehend davon, daß der Bedarf des überwiegenden Anteils der Bevölkerung an essentiellen Nährstoffen gedeckt werden soll, wird vom Minimalbedarf ausgegangen und bei Kenntnis der interindividuellen Variabilität die doppelte Standardabweichung zugeschlagen. Sofern keine genügenden Kenntnisse über die interindividuelle Variabilität vorliegen, werden 30–50% dieses Wertes zum Mindestbedarf addiert. Auf diese Weise gelangt man zu ernährungsphysiologisch begründeten Empfehlungen zur Aufnahme essentieller Nährstoffe [1].

Prophylaktisch/therapeutisch orientierte Empfehlungen sind dadurch begründet, daß bestimmte Beziehungen zwischen Ernährungsweisen bzw. einem oder mehreren Lebensmittelinhaltsstoffen und Erkrankungen bestehen. Mit den prophylaktisch-therapeutisch empfohlenen Verzehrsmengen sollen bestimmte pharmakologische oder pharmakodynamische Wirkungen erzielt werden, die mit der Wirkung als essentieller Nahrungsbestandteil nichts zu tun haben, jedoch günstige Einflüsse auf vorhandene oder potentielle gesundheitliche Risikofaktoren ausüben. Es sollen Metabolitkonzentrationen eingestellt und beibehalten werden, die in andere Stoffwechselprozesse hemmend oder stimulierend eingreifen. Dadurch soll präventiv oder therapeutisch auf Risikofaktoren der Gesundheit oder bereits manifeste chronisch-degenerative Erkrankungen eingewirkt werden [1].

Die unterschiedlichen Bedingungen für die beiden Arten von Empfehlungen sind in Tabelle 1 zusammengefaßt.

Tabelle 1 *Zwei Arten von Verzehrsempfehlungen*

1. *Vom ernährungsphysiologischen Bedarf abgeleitete Empfehlungen*
(adequate intake of essential nutrients)

gehen aus
von spezifischen stofflichen Bedürfnissen des Organismus, die nur durch Zufuhr des jeweiligen essentiellen Nährstoffes erfüllt werden können

geben an
vom Bedarf an essentiellen Nährstoffen abgeleitete Empfehlungen zur Aufnahme dieser Nährstoffe, die die sichere Bedarfsdeckung nahezu aller Personen einer Bevölkerungsgruppe zum Ziel haben. Die Bedarfsangaben und Empfehlungen sind prinzipiell exakt definierbar.

machen keine
Aussagen zur Prophylaxe bzw. Therapie von Erkrankungen, die u.a. durch Über- bzw. Fehlernährung bedingt sind.

2. *Prophylaktisch/therapeutisch orientierte Verzehrsempfehlungen*
(guidelines for healthful diets)

gehen aus
von der Assoziation von Ernährungsweisen und/oder Lebensmittelinhaltsstoffen mit chronisch-degenerativen Erkrankungen. Die Beziehungen sind komplex und betreffen überwiegend nichtessentielle Stoffe.

geben an
über dem ernährungsphysiologischen Bedarf gelegene Mindestwerte bzw. nicht zu überschreitende Werte für die Aufnahme von Lebensmittelinhaltsstoffen. Dadurch soll die Entwicklung von Erkrankungen, die u.a. durch Über- bzw. Fehlernährung bedingt sind, verhindert bzw. verzögert werden. Wegen der Komplexität der Beziehungen sind die Empfehlungen meist nicht exakt definierbar.

machen keine
Aussagen zum ernährungsphysiologisch begründeten Bedarf an Nährstoffen.

Für die n-3-Fettsäuren war lange Zeit nicht bekannt, ob sie für den Menschen essentiell sind. Zwar sprach der hohe Gehalt einiger Gewebe an langkettigen mehrfach ungesättigten Fettsäuren der n-3-Reihe (Hirn, Retina) sehr für einen spezifischen Bedarf, jedoch konnte erst nach Einführung der langfristigen parenteralen Ernährung die Höhe des Mindestbedarfs genauer definiert werden. An einem Mädchen und an 8 Erwachsenen konnten dabei Mangelsymptome nachgewiesen werden, die allein durch Gabe von alpha-Linolensäure beseitigt werden konnten [2, 3]. Sie betrafen charakteristische Hauterscheinungen (schuppige Dermatitis), Veränderungen im Fettsäurespektrum von Serumlipiden und eine von der Norm abweichende Ausscheidung von Eicosanoidmetaboliten. Diese wenigen bisher vorliegenden Befunde führen zu der Aussage, daß der ernährungsphysiologisch begründete Bedarf an alpha-Linolensäure (18 : 3, n-3) bei 0,2—0,3 Energieprozent bzw. bei 0,8—1,1 g pro Tag für den Erwachsenen gelegen ist. Bei dem Kind ließ sich ein Bedarf von 0,5—0,6 Energieprozent abschätzen. Diese bisher vorliegenden Daten müssen zur Ableitung verläßlicher ernährungsphysiologischer Empfehlungen zur Aufnahme von alpha-Linolensäure durch weitere Befunde ergänzt werden. Der Bedarf an Linolsäure (18 : 2, n-6) ist dagegen schon seit langem bekannt. Zur sicheren Deckung der ernährungsphysiologisch begründeten Bedarfs an Linolsäure ist die Aufnahme von 2—3 Energieprozent für den Erwachsenen erforderlich. Für Kinder wird ein Wert von 3 Energieprozent angesetzt [4].

Aus präventivmedizinischer und therapeutischer Sicht werden Empfehlungen zum Verzehr von essentiellen Fettsäuren oder deren Abkömmlingen gegeben, die wesentlich über die ernährungsphysiologisch begründeten Empfehlungen hinausgehen. Im Fall der Linolsäure wird insbesondere zur Senkung des Cholesterolspiegels ein täglicher Verzehr bis zu maximal 10% der insgesamt aufgenommenen Energie empfohlen. Das entspricht dem 3—4fachen des ernährungsphysiologischen Bedarfs. Seit den frühen 70er Jahren wird die prophylaktisch/therapeutische Wirkung einer hohen Zufuhr von Eicosapentaensäure (20 : 5, n-3) und Docosahexaensäure (22 : 6, n-3) zunehmend herausgestellt. Ihre hauptsächlichen Nahrungsquellen sind maritime Fische bzw. daraus gewonnene Fischölkonzentrate. Beide sind Abkömmlinge der alpha-Linolensäure (18 : 3, n-3). Es werden Mengen von 2—4 g Eicosapentaensäure und Docosahexaensäure pro Tag empfohlen, darüber hinausgehende Verzehrsempfehlungen sind nicht selten. Gegenüber dem ernährungsphysiologisch begründeten Bedarf an alpha-Linolensäure ist das eine 2—8fach erhöhte Empfehlung.

In Tab. 2 sind die ernährungsphysiologischen und prophylaktisch/therapeutischen Empfehlungen sowie die tägliche Aufnahme pro Kopf der Bevölkerung an Linolsäure (18 : 2, n-6) und den genannten Fettsäuren der n-3-Reihe zusammenfassend

Tabelle 2 Verzehrsempfehlungen und tatsächliche Aufnahme von Fettsäuren der n-6- und n-3-Reihe

Ernährungsphysiologische Empfehlungen	Aufnahme	Prophylaktisch/therapeutische Empfehlungen
18 : 2, n-6	18 : 2, n-6	18 : 2, n-6
2,4–3,0 Energie %	4,5–4,8 Energie %	max. 10 Energie %
8–10 g/Tag (m)	16 g/Tag (m)	35 g/Tag (m)
6– 7 g/Tag (w)	12 g/Tag (w)	24 g/Tag (w)
18 : 3, n-3 (ALA)	n-3 (18 : 3, 20 : 5, 22 : 6) (ALA, EPA, DHA)	n-3 (20 : 5, 22 : 6) (EPA, DHA)
0,2–0,3 Energie %	etwa 0,2–0,4 Energie % (ALA)	–
0,7–1,0 g/Tag (m)		
0,5–0,7 g/Tag (w)	etwa 0,7–1,2 g/Tag (ALA)	–
	etwa 0,04–0,1 g/Tag (EPA + DHA)	2–4 g/Tag u. mehr (EPA + DHA)

dargestellt. Grundlage dafür waren der durchschnittliche Pro-Kopf-Verbrauch an Lebensmitteln der Bevölkerung der DDR und Angaben zum Gehalt dieser Lebensmittel an den genannten Fettsäuren [5]. Die Werte zur Aufnahme von Linolsäure sind verläßlich, da ihr Gehalt in den Lebensmitteln und der entsprechende Lebensmittelverzehr gut bekannt und erfaßt sind. Im Gegensatz dazu sind die Werte zur Aufnahme von alpha-Linolensäure (ALA), Eicosapentaensäure (EPA) und Docosahexaensäure (DHA) verhältnismäßig unsicher. Der Grund dafür ist, daß über den Gehalt von Lebensmitteln an diesen Fettsäuren zum Teil keine, zum Teil unsichere Daten vorliegen, daß der Verzehr EPA- und DHA-haltiger Lebensmittel nur summarisch erfaßt wird und daß mit der geringeren mengenmäßigen Aufnahme ein erhöhter Fehler in der Abschätzung der durchschnittlichen täglichen Aufnahme verbunden ist. Für die ALA läßt sich abschätzen, daß die durchschnittliche tägliche Aufnahme im Bereich von 0,7—1,2 g pro Tag gelegen ist. Sehr viel unsicherer sind die Aussagen zur täglichen Aufnahme von EPA und DHA, der angegebene Bereich von 0,04—0,1 g pro Tag kann nur als orientierender Wert angesehen werden und muß künftig genauer bestimmt werden. Unter Bezug auf diese Angaben zur täglichen Aufnahme ergibt sich, daß die prophylaktisch/therapeutischen Empfehlungen für eine erhöhte Aufnahme von Linolsäure etwa das 2fache der tatsächlichen Aufnahme ausmachen. Die prophylaktisch/therapeutischen Empfehlungen zur Aufnahme von Eicosapentaensäure und Docosahexaensäure liegen dagegen um das 20—100fache über der geschätzten täglichen Aufnahme.

Bei einem erhöhten Anteil von Linolsäure (und gleichzeitig vermindertem Anteil an gesättigten Fettsäuren) werden das Serumcholesterol, das LDL-Cholesterol, der Blutdruck und weitere Risikofaktoren für chronisch-degenerative Herz-Kreislauf-Erkrankungen günstig beeinflußt.

Bei einem hohen Fischölverzehr werden folgende Wirkungen erzielt:

- Die Synthese von Triglyceriden und Cholesterolestern wird gehemmt,
- es erfolgt eine Kompetition um die Cyclooxygenase, die dazu führt, daß Prostaglandine der 3er-Reihe vermehrt gebildet und dadurch ein insgesamt vasoprotektives Eicosanoidmuster eingestellt wird,
- ebenso erfolgt eine Kompetition um die Lipooxygenase, wobei vermehrt 5fach ungesättigte Leukotriene gebildet werden.

Die klinischen Auswirkungen sind

- Senkung der Serum-Triglyceride, in höheren Dosen auch der Cholesterolester
- Senkung des Blutdrucks
- Verminderung von Blutplättchenaggregation und Blutviskosität
- Erhöhung der fibrinolytischen Aktivität
- Verminderung der Vasokonstriktion durch Katecholamine u.a.
- Verstärkte Gefäßrelaxation nach Bradykinin u.a.
- Hemmung von Enzündungsreaktionen

Insgesamt kann davon abgeleitet werden, daß eine hohe tägliche Aufnahme von Eicosapentaensäure- und Docosahexaensäure-reichen Nahrungsmitteln zur Prävention insbesondere von Herz-Kreislauf-Erkrankungen führt [6, 7, 8]. Der Nachweis dieses Postulates steht jedoch noch aus.

Natürlich ist zu beachten, daß hohe Aufnahmen einzelner Nährstoffe auch nachteilige Folgen haben können. Im Falle der Vitamine kann man deutlich zwischen solchen unterscheiden, die auch in hohen Dosen keine negativen Wirkungen haben und anderen, die bei hohen Dosen toxisch wirken. Tocopherol z.B. ist selbst beim 100fachen des ernährungsphysiologischen Bedarfs noch sicher, ebenso ist Vitamin C in hohen Dosen ohne nachteilige Folgen. Dagegen können Überdosierungen von Thiamin, Pyridoxin u.a. gesundheitliche Risiken bewirken. Bekannt sind auch die Folgen zu hoher Zufuhr von Kalziferol [9].

Man wird also bei der Empfehlung hoher Aufnahmen von Eicosapentaensäure- und Docosahexaensäure prüfen müssen, daß mit dem Nutzen nicht auch Schaden verbunden ist. Insbesondere ist die Erweiterung der Kenntnisse erforderlich, um mit Sicherheit im Produkt und bei der prophylaktisch/therapeutischen Nutzung die Gefahr von Lipidperoxydationen ausschließen zu können (schonende Gewinnungs- und Verarbeitungsverfahren, Einsatz von Antioxidantien). Die optimale Relation der Aufnahme von Fettsäuren der n-3- und der n-6-Serie, ggf. auch der n-9-Reihe, ist zu überprüfen (Konkurrenz um die delta-6-Desaturase). Neben weiteren erforderlichen Arbeiten sei schließlich noch die Notwendigkeit prospektiver Studien angeführt, um den sicheren Nachweis der präventiven Wirksamkeit von erhöhten Aufnahmen an n-3-Fettsäuren bei Herz-Kreislauf-Erkrankungen zu erbringen und um die protektiv wirksame tägliche Aufnahme an n-3-Fettsäuren näher zu definieren.

Literatur

[1] Harper A. E., Ann. Rev. Nutr. **7**, 509–537, 1987

[2] Bjerve K. S., S. Fischer u. K. Ahne, Amer. J. Clin. Nutr. **46**, 570–576, 1987

[3] Bjerve K. S., International Symposium on "N-3 Fatty Acids in Prevention and Treatment of Cardiovascular Diseases" Berlin, DDR, 30. 9. 1988

[4] Wolfram G., Akt. Ernährung **12**, 11–19, 1987

[5] unveröffentlichte Befunde

[6] Bang H. O., u. J. Dyerberg, Acta Med. Scand. **192**, 85–94, 1972

[7] Herrmann W. u. J. Beitz, Z. ges. inn. Med. **42**, 117–122, 1987

[8] Heine H., C. Wagenknecht, M. Wirth, P. Singer u. Chr. Lück, International Symposium on "N-3 Fatty Acids in Prevention and Treatment of Cardiovassular Diseases" Berlin, DDR, 30. 9. 1988

[9] Oberritter, H., (Bericht über ein internationales Symposium, Interlaken, 1987) Ernährungs-Umschau **35**, 27–29, 1988

Jürgen Beitz, Hans-Jürgen Mest

Polyungesättigte Fettsäuren und Eikosanoide (COX-Weg)

Eikosanoide sind oxygenierte Umwandlungsprodukte von polyungesättigten Fettsäuren (PUFA) mit 20 Kohlenstoffatomen. Die Umwandlung der PUFA in die Eikosanoide erfolgt über eine Reihe von Enzymen. Eines der am meisten untersuchten, die Cyclooxygenase, katalysiert den einleitenden Schritt bei der Bildung der Prostanoide als einer Untergruppe der Eikosanoide (auch COX-Weg genannt). Zu den Prostanoiden zählen die Prostaglandine (PG) und Thromboxane (TX). In Abb. 1 ist aufgezeigt, wie sich die einzelnen Serien der Prostanoide aus den unterschiedlichen Familien der PUFA bilden können, wobei die Anzahl der Doppelbindungen in den Seitenketten die Zugehörigkeit zu den Serien der Prostanoide bestimmt.

Für das Verständnis des dargestellten Sachverhaltes ist es wichtig zu erwähnen, daß es eine typische Prostanoidwirkung nicht gibt, sondern einzelne Vertreter, die durch große Buchstaben hinter der Abkürzung „PG“ unterschieden werden, völlig entgegengesetzte biologische Effekte entfalten können. Das bekannteste Beispiel ist das Wechselspiel PGI_2—TXA_2. Prostazyklin ist der stärkste bekannte Inhibitor der Thrombozytenaggregation und wirkt vasodilatatorisch. TXA_2, aus der gleichen Vorstufe wie das PGI_2 gebildet, stimuliert dagegen die Thrombozytenaggregation und wirkt vasokonstriktorisch. Komplizierend kommt hinzu, daß der gleiche Vertreter (z.B. Thromboxan A) aus den unterschiedlichen Serien unterschiedlich stark wirksam sein kann (TXA_2 ist ein starker, TXA_3 ein schwacher Stimulator der Thrombozytenaggregation). Um das Wechselspiel PUFA-Eikosanoide verstehen zu können, muß weiter einleitend bemerkt werden, daß

- Prostanoide nicht gespeichert, sondern auf Reize hin freigesetzt werden;
- Prostanoide in der Regel nur kurz wirken, da sie schnell abgebaut werden;
- der Stoffwechsel „in vitro“ und „in vivo“ unterschiedlich ablaufen kann (z.B. können die stabilen Metabolite der Prostanoide unterschiedlich sein);
- für die Prostanoide spezifische Rezeptoren existieren, die nach Bedarf reguliert werden.

Die einfache Vorstellung, daß Linolsäure (LS) schnell zu Arachidonsäure (AA) umgewandelt wird und so eine erhöhte Prostanoidbildung nach Sonnenblumenöldiät resultiert, ist nicht immer richtig, da eine einfache, direkte Dosis-Wirkungs-Beziehung zwischen LS-Aufnahme und Prostanoidbildung nicht existiert. Horrobin et al.

konnten zeigen, daß eine Erhöhung des Gehalts an LS in der Normaldiät mit einer verminderten Prostanoidbildung korreliert sein kann.

Im nachfolgenden sind einige Befunde aus der Literatur zusammengetragen, die belegen, daß das Wechselspiel zwischen PUFA-Aufnahme und Prostanoidbildung von komplexer Natur ist (s. S. 12)

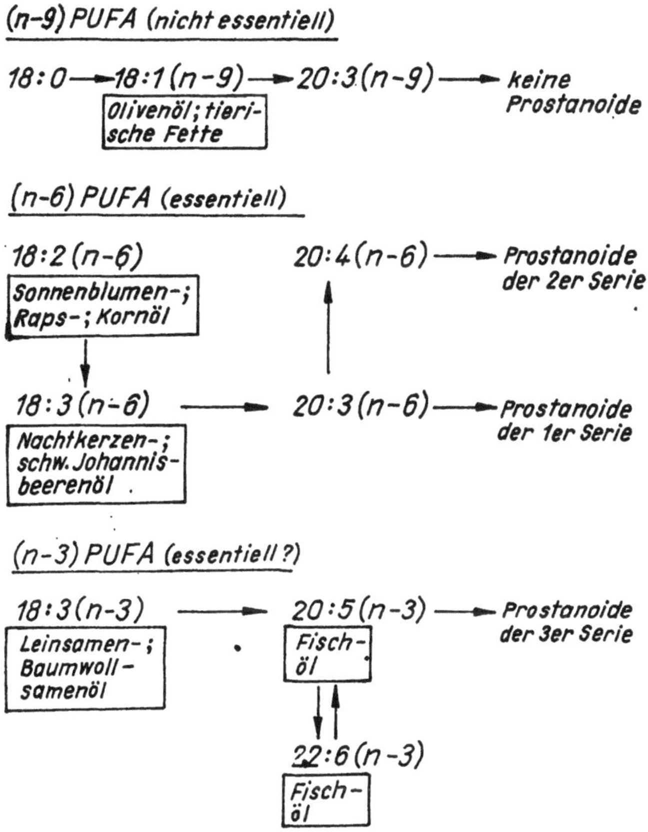

Abb. 1 Umwandlung der einzelnen Familien der PUFA in Prostanoide. Symbolik der Fettsäuren: Anzahl der Kohlenstoffatome: Anzahl der Doppelbindungen (Lage der 1. Doppelbindung vom Methylende betrachtet)

18:0	Stearinsäure	20:4 (n-6)	Arachidonsäure
18:1 (n-9)	Ölsäure	18:3 (n-3)	α-Linolensäure
20:3 (n-9)	Eikosa(5,8,11)triensäure	20:5 (n-3)	Eikosapentaensäure
18:2 (n-6)	Linolsäure	22:6 (n-3)	Dokosahexaensäure
18:3 (n-6)	γ-Linolensäure		
20:3 (n-6)	Dihomo-γ-linolensäure		

In den Kästchen unter der Fettsäure ist eine typische natürliche Quelle der jeweiligen Säure angegeben.

1. Direkte Einflüsse der Diät-PUFA auf die Prostanoidbildung

1.1. Veränderung der Konzentration an freisetzbaren Vorstufen

(n-3)PUFA einer Fischöl-reichen Diät werden innerhalb von 48 h in die Serum-Phospholipide (PL) eingebaut. Sie verdrängen die AA aus den PL und erniedrigen so schnell die TXA_2-Bildung. Maximal war die TXA_2-Bildung nach 7 Tagen Diät gehemmt und ändert sich danach nur noch unwesentlich, während der Gehalt an AA weiter fällt.

1.2. Unterschiedliche Organansprechbarkeit

Bei der Ratte gibt es Organe, die nach LS-reicher Diät mit einer Akkumulation der AA antworten (Niere, Leber) und solche, die kaum ansprechen. So wird der Gehalt der AA in den PL der Thrombozyten nicht weiter erhöht, wenn der Gehalt der LS in der Nahrung eine Schwelle von 2—3% überschritten hat. Das ZNS ist durch ein aktives Carrier-System für PUFA auf eine dem Bedarf entsprechende Aufnahme vorbereitet.

Eine Ursache könnte die unterschiedliche Effektivität des Desaturierungsprozesses sein. Diskutiert wird auch, daß nur die Leber der Ort der Entsättigung ist und alle anderen Organe versorgt.

1.3. Unterschiedliche Anreicherung in einzelnen Lipiden

Galli et al. haben die Wirkung semisynthetischer Diäten auf das Fettsäuremuster der Thrombozyten und die TXB_2-Bildung beim Kaninchen untersucht. Es zeigten sich keine signifikanten Veränderungen in der TXB_2-Bildung durch stimuliertes plättchenreiches Plasma, wohl aber deutliche Veränderungen im Fettsäuremuster der Thrombozyten. Nach Fischöldiät ist der Gehalt der AA im Phosphatidylethanolamin erniedrigt, nicht aber in den anderen PL-Klassen. Die Konzentration an LS fällt im Phosphatidylcholin und -serin und steigt im Phosphatidylethanolamin. Aus diesen Befunden leiteten sie ab, daß die Eikosapentaensäure (EPS)-Akkumulation in den Thrombozyten mit einem vorrangigen Verlust an LS und weniger an AA verbunden war, und daß Phosphatidylethanolamin eine Quelle für die Aufrechterhaltung der Konzentration an AA im Phosphatidylcholin und -serin, die als eigentliche Quellen der Prostanoidbildung angesehen werden, sein könnte. Jedoch ist die Frage der Quelle der Prostanoidbildung unter physiologischen Bedingungen noch nicht endgültig geklärt. Vielleicht ist der „physiologische Pool“ für die Prostanoidbildung nur eine Subfraktion einer PL-Klasse, aber auch Cholesterolester und Triglyzeride sind in der Diskussion.

1.4. Gegenseitige Hemmung der Umwandlung der Fettsäuren

Die α-Linolensäure hemmt die Entsättigung der LS, da sie eine höhere Affinität aber eine geringere Umsatzrate an der Δ6-Desaturase hat. Die Desaturasen werden auch durch gesättigte Fettsäuren, Cholesterol, Diät-trans-Fettsäuren gehemmt. Glukose, Proteine und Spurenelemente modulieren die Aktivität. Auch physiologische Zustände (Alter, Geschlecht) und pathophysiologische Zustände (Hochdruck, Diabetes, Alkoholmißbrauch) sind als Einflußgrößen auf die Aktivität dieser Enzyme beschrieben worden. Außerdem gibt es Speziesunterschiede. So haben die Maus, die Ratte und der Hund eine hohe Desaturasekapazität, während der Mensch und das Kaninchen eine niedrigere Kapazität haben. Die Katze besitzt überhaupt keine Aktivität und ist deshalb auf die Zufuhr der AA über die Diät angewiesen (Maus!).

2. Indirekte Einflüsse der Diät-PUFA auf die Prostanoidbildung

2.1. Modulation über Lipoxygenase-Produkte

Lipoxygenase-Produkte können modulierend in den Prostanoidstoffwechsel eingreifen. So ist bekannt, daß die 15-Hydroperoxy-AA ein wirksamer Inhibitor der PGI_2-Bildung ist. Diese Hemmwirkung kann durch die gleichzeitige Gabe von Antioxydanzien (Vitamin E) aufgehoben werden. Dagegen soll die 12-Hydroperoxy-AA, ein Lipoxygenase-Produkt der AA, erforderlich sein, damit sich überhaupt Prostanoide der 3er Serie nach EPS-reicher Diät bilden können.

2.2. Beeinflussung des Cholesterolspiegels

Es wurde der Nachweis erbracht, daß Lipoproteine als Modulatoren der Prostanoidbildung fungieren können. So hemmt „low density lipoprotein" (LDL) die PGI_2- und steigert die TXA_2-Bildung, „high density lipoprotein" (HDL) bewirkt eine entgegengesetzte Beeinflussung der Prostanoide. Von (n-6)PUFA-reichen Diäten ist bekannt, daß sie LDL erniedrigen und HDL erhöhen. Dagegen wirken (n-3)PUFA-reiche Diäten hauptsächlich auf die Triglyzerid-reichen Lipoproteine.

2.3. Veränderung der Membraneigenschaften

Eine Veränderung der Zusammensetzung der Fettsäuren der Membran hat weitgehende Konsequenzen für die gesamte Zelle, aber besonders für die Aktivität membranständiger Enzyme, zu denen die Prostanoid-bildenden Enzyme gehören.

3. Weitere Regelgrößen

Einige weitere Regelgrößen auf dem Weg von der Diät-Fettsäure bis zur Prostanoidbildung sind:

— Aufnahme der Fettsäuren über den Dünndarm,
— Transport bis zur Leber mittels der Chylomikronen,
— Transport in die Peripherie des Körpers,
— Form der Verabreichung der Fettsäure (z.B. Ethylester werden schlechter resorbiert als Triglyzeride),
— Konformation der Fettsäuren in den Diät-Triglyzeriden (z.B. natürliches Erdnußöl ist atherogen, nicht aber ein randomisiertes Öl, welches das gleiche Fettsäuremuster enthält).

4. Unterschied der Prostanoidbildung „in vitro" — „in vivo"

Eine Prostanoidbildung nach einer Diät, die „in vitro" ermittelt wurde, kann nicht unbedingt mit der Prostanoidbildung „in vivo" korreliert werden, weil:
— die Prostanoide in einer unphysiologisch hohen Konzentration gebildet werden (Frage des Pools der Prostanoide),
— die lokale Konzentration an Prostanoiden wichtiger sein könnte als die „mittlere" Konzentration im Inkubationsmedium,
— die Cyclooxygenase ein schwer zu handhabendes Enzym ist („self-destroying enzyme"),
— durch die Gewebspräparation bzw. Gewebshomogenisation die Kompartimente zerstört werden,
— die Wechselwirkung der Prostanoide zu anderen biologisch aktiven Substanzen (Katecholamine, ATP, cAMP usw.) nicht moduliert werden kann.

Zusammenfassend läßt sich folgendes feststellen: PUFA können Vorstufen der Prostanoide sein, es ist aber eine zu einfache Annahme, daß eine einfache, direkte Dosis-Wirkungsbeziehung zwischen dem Gehalt einzelner Fettsäuren in der Diät und der gebildeten Menge an Prostanoiden existiert. Somit ist die Voraussage der Wirkung eines unbekannten Öles auf die Prostanoidbildung fast unmöglich und erfordert eine Testung unter standardisierten Bedingungen. Eine diätische Manipulation beim Menschen sollte deshalb (vom Standpunkt der Prostanoide) beachten:

1. Präkursoren der 1er und der 3er Serie der Prostanoide liefern überwiegend Prostanoide mit „wünschenswerten" Eigenschaften (PGI_3, PGE_1) und solche mit schwächer „negativen" (TXA_3, LTB_5). Die Prostanoide der 2er Serie, die sowohl „wünschenswerte" (PGI_2) als auch „unerwünschte" Vertreter (TXA_2) bilden, sollten dagegen vermindert werden. Diese Aussage wird falsch, wenn es gelingen sollte, die Kaskade gezielt zum PGI_2 zu verschieben. Unter solchen Bedingungen ist auch eine Steigerung dieser PG anzustreben.
2. Die Aktivität der Desaturasen beim Menschen ist gering. Somit ist auch die Umwandlung von 18er Fettsäuren in die Präkursoren der Prostanoide gering. Durch Gabe von Fettsäuren, die Produkte der Desaturasen sind, kann die Prostanoidbildung gesteigert werden.
3. Die normale tägliche Aufnahme von AA liegt zwischen 100 und 400 mg. Das ist absolut ausreichend für die Prostanoidbildung und erfordert keine weitere Umwandlung aus Diät-Fettsäuren.

Diäten, die solche Veränderungen im Prostanoidsystem bewirken, sind

- Öle, die (n-3)PUFA enthalten (Fischöl-reiche Diäten): Diese führen zu einer Erniedrigung der AA-Konzentration durch Hemmung der Desaturasen und der Cyclooxygenase. Dies hat als Konsequenz eine verminderte Bildung der Prostanoide der 2er Serie. Die gleichzeitige Bildung der Prostanoide der 3er Serie unterstützt diese Wirkung.
- Öle, die γ-Linolensäure enthalten (Nachtkerzenöl, Öl aus dem Samen der schwarzen Johannisbeere): Diese Diätfettsäure wird relativ schnell zu Dihomo-γ-linolensäure umgewandelt, während eine weitere Umwandlung in AA beim Menschen kaum stattfindet. Das aus der Dihomo-γ-linolensäure gebildete PGE_1 soll zytoprotektiv, antiaggregatorisch, vasodilatatorisch und entzündungshemmend wirken.

Klaus Lusky, Roswitha Göbel, Manfred Stoyke, Claus Wagenknecht

N-Alkanhefen — Wirkungen auf den Stoffwechsel der Fettsäuren im tierischen Organismus

N-Alkanhefen (Fermosin — VEB PCK Schwedt, Paprin — SU-Import) werden neben anderen Biomassen zunehmend zu einer wichtigen nichtkonventionellen Eiweißquelle für die Tierproduktion. Sie bieten eine Möglichkeit zur Deckung des hohen Eiweißbedarfes landwirtschaftlicher Nutztiere.

Diese mikrobiellen Biomassen zeichnen sich durch hohe Protein- und Lipidverdaulichkeit aus und ihre Verfütterung führt zu hohen Lebendmassezunahmen (Tabelle 1).

Wesentliche charakteristische Kenndaten zur Zusammensetzung der Biomassen Fermosin und Paprin sind in Tab. 2 dargestellt. Beide Biomassen verfügen über einen ähnlich hohen Proteingehalt, während im Lipid- und Kohlenwasserstoff(KW)-gehalt

Tabelle 1 Ergebnisse von Lebendmassezunahmen unter Praxisbedingungen (n = 1275 Mastschweine)

Mastabschnitt	LMZ g/d
1. 7,5% Fermosin im Futter 30–75 kg LM	605–678
2. 3,0% Fermosin im Futter bis 134 kg LM	626–688

LM = Lebendmasse, LMZ = Lebendmassezunahme in g/d

Tabelle 2 Ausgewählte Charakteristika für Fermosin und Paprin (g je kg TS)

Parameter	Fermosin	Paprin
Rohprotein	667,4	648,0
Rohfett	35,2	97,8
Kohlenwasserstoffe	3,6	13,4
Lysin	61,2	52,9
Methionin	11,7	12,2
Zystin	6,3	6,5

Unterschiede bestehen. Der Lipidgehalt und die Zusammensetzung dieser Lipide sind neben dem Hefestamm u.a. von dem eingesetzten Substrat und den Kultivierungsbedingungen abhängig.

Fermosin und Paprin weisen einen hohen Anteil an ungesättigten Fettsäuren (65–70%) und ungeradzahligen Fettsäuren (etwa 50%), vor allem an C17:1 – (20–34%), C15 – (6–10%) und C17-Säure (5–9%) auf. Paprin enthält dabei im Vergleich zu Fermosin mehr Fettsäuren <C14 (Tab. 3).

Tabelle 3 Fettsäurezusammensetzung (%) von Fermosin und Paprin

Fettsäuren	Paprin	Fermosin
C11	0,21	
C12	0,24	
C13	1,27	0,35
C14	2,14	1,12
C15	9,27	6,28
C15:1	0,97	0,49
C16	14,18	12,72
C16:1	14,17	9,59
C17	5,41	6,25
C17:1	26,43	33,26
C18	0,83	0,60
C18:1	14,01	16,02
C18:2	8,91	11,40
C18:3	1,20	1,20
C20	0,93	0,69

Während der Proteingehalt nichtkonventioneller Biomassen wenig umstritten ist, werden zahlreiche Untersuchungen zu der spezifischen Fettsäurezusammensetzung und dem KW-Gehalt durchgeführt, um jegliches Risiko für die Tiergesundheit und den Verbraucher dieser tierischen Produkte auszuschließen.

Aus der Literatur ist bekannt, daß in Hefelipiden ungeradzahlige Fettsäuren vorhanden sind, Cyclo- und Hydroxysäuren dagegen kaum nachweisbar sind.

Ungeradzahlige Fettsäuren sind andererseits natürlicher Bestandteil zahlreicher tierischer Produkte (z.B. von bestimmten Fischen – bis zu 30%, von Rindertalg u.a.). Es ist bekannt, daß ungeradzahlige Fettsäuren im Stoffwechsel prinzipiell verstoffwechselt werden, wobei sie jedoch die funktionellen Eigenschaften biologischer Membranen beeinflussen sollen. Die Literaturangaben beziehen sich dabei fast ausschließlich auf den Nachweis und die quantitative Erfassung dieser Fettsäuren nach bestimmten Fütterungsregimen.

Unsere Untersuchungen zeigen, daß es in Abhängigkeit vom Biomasseanteil bzw. dem Lipidgehalt der Biomasse zu einer Veränderung im Fettsäurespektrum des Depotfettes beim landwirtschaftlichen Nutztier (Schwein) kommt (Tab. 4). Bei experimentellen Untersuchungen konnte am Mastende ein 1,5–2-facher Anstieg an C17:1-Säure im Rückenfett im Vergleich zur Kontrollgruppe festgestellt werden. Ein Absetzen der Fermosinfütterung im 2. Mastabschnitt (Spalte 5, Tab. 4) zeigt ähnliche C17:1-Gehalte im Rückenfett wie eine Reduzierung des Biomasseeinsatzes auf 3% im 2. Mastabschnitt (Tab. 5). Ein Vergleich der Werte in Tab. 5 mit Toleranzinter-

Tabelle 4 Zusammenhang zwischen Paprinanteil im Futter und ausgewählten Fettsäuren im Schweinerückenfett
(in % der Gesamtfettsäuren)

FS	Paprinanteil im Futter (in % der Trockensubstanz)				
	0	5	7,5	15	7,5 (bei 70 kg Lebendmasse abgesetzt)
C15	0,05	0,11	0,18	0,33	0,07
C16:1	4,1	3,6	3,9	4,3	3,6
C17	0,5	0,8	1,0	1,8	0,7
C17:1	0,6	1,4	2,1	4,1	1,1
C18:2	6,9	6,1	6,3	5,2	6,2
C18:3	0,5	0,4	0,2	0,2	0,4

Tabelle 5 Fettsäurezusammensetzung (%) im Schweinedepotfett bei Lebendmasse von 106 bis 134 kg
(1. Mastabschnitt: 7,5% Fermosin im Futter
2. Mastabschnitt: 3,0% Fermosin im Futter)
n = 50

Fettsäure C-Zahl		Toleranzintervalle (Basiswerte)
C14	1,56 ± 0,16	1,2–1,8
C15	0,10 ± 0,03	–
C16	25,99 ± 1,28	23,7–28,8
C16:1	2,88 ± 0,37	2,1–4,1
C17	0,58 ± 0,16	n.n.–0,8
C17:1	0,95 ± 0,18	n.n.–0,9
C18	14,89 ± 1,19	11,3–16,8
C18:1	45,06 ± 2,04	42,1–50,2
C18:2	6,41 ± 0,59	5,2–9,9+
C20	0,31 ± 0,10	–
C18:3/20:1	1,27 ± 0,29	0,5–2,6

+ Intervall C18:2/20:0
– nicht ermittelt

vallen (Basiswerten) verdeutlicht noch einmal, daß es bei dieser Fütterungsvariante (7,5% Fermosin im 1. Mastabschnitt, 3% Fermosin im 2. Mastabschnitt) zu einem geringfügig erhöhten Anteil an ungeradzahligen Fettsäuren kommt.

Bei einer Verfütterung von 5% Fermosin an Broiler über 49 Tage kann eine ähnliche Erhöhung der ungeradzahligen Fettsäuren, vor allem C17:1-Säure, wie beim Schwein nachgewiesen werden (Tab. 6).

Werden 7,5% Fermosin über 150 Tage an Kälber verfüttert, so kann ebenfalls ein Anstieg der ungeradzahligen Fettsäuren (C15-, C17- und C17:1-Säure) um das 1,5- bis 2fache gegenüber der Kontrolle beobachtet werden (Tab. 7).

In der Literatur finden sich nur wenige Angaben zur Verstoffwechslung ungeradzahliger Fettsäuren, wobei sich andeutet, daß diese Säuren nach dem gleichen Mechanismus wie geradzahlige Säuren verstoffwechselt werden. Ein Vergleich des Anteils von ungeradzahligen Fettsäuren, der über das Futter mit den n-Alkanhefen zugeführt wird, mit dem Anteil an diesen Säuren im Depotfett über die Zeit zeigt, daß sich diese ungeradzahligen Fettsäuren nur bis zu einer bestimmten Größe anreichern, was auf eine aktive Verstoffwechselung im Organismus hinweist (Abb. 1).

Ein ähnliches Verhalten der ungeradzahligen Fettsäuren kann auch in der Leber beobachtet werden, wobei es dort generell nicht zu einer so starken Anreicherung an diesen Säuren kommt. Dies wird als Ausdruck eines aktiveren Stoffwechsels gewertet. Zahlreiche Versuche zeigen, daß es nach Verfütterung von n-Alkanhefen mit hohem Anteil an ungeradzahligen Fettsäuren zu einem erhöhten Anteil an polyungesättigten Fettsäuren (C20:3 n6, C20:4 n6, C22:4, C22:5 n6. C22:6 n3) in den Leberlipiden

Tabelle 6 Fettsäurezusammensetzung (%) im Depotfett vom Broiler beim Einsatz von Fermosin (5% über 49 Tage)
Lebendmasse etwa 1,6 kg

C-Zahl	Toleranzintervalle (Basiswerte)	5% Fermosin
C14	0,7–0,8	0,8/0,8
C14:1	–	– –
C15	0,1–0,3	0,1/0,2
C15:1	–	– –
C16	25,3–27,1	24,1/25,3
C16:1	8,4–9,5	8,3/8,6
C17	n.n.–0,3	– –
C17:1	Sp.–0,5	0,8/1,1
C18	4,9–5,8	5,8/5,1
C18:1	35,5–41,1	40,3/39,8
C18:2	15,6–19,0	16,8/18,2
C18:3/20:1	Sp.–1,2	–/0,9
	n = 95	n = 33/30

Tabelle 7 Fettsäurezusammensetzung (%) im Depotfett vom Rind beim Einsatz von Fermosin (7,5% über 150 Tage)
Lebendmasse etwa 170 kg

C-Zahl	Toleranzintervalle Basiswerte	7,5% Fermosin
C14	2,2	2,2
C14:1	0,5	0,6
C15	0,5	0,8
C15:1	0,3	0,4
C16	22,4	22,6
C16:1	2,0	2,1
C17	2,1	3,4
C17:1	0,6	1,1
C18	36,7	35,2
C18:1	28,5	26,9
C18:2	3,8	4,1
C18:3/20:1	0,3	0,5
	n = 10	n = 10

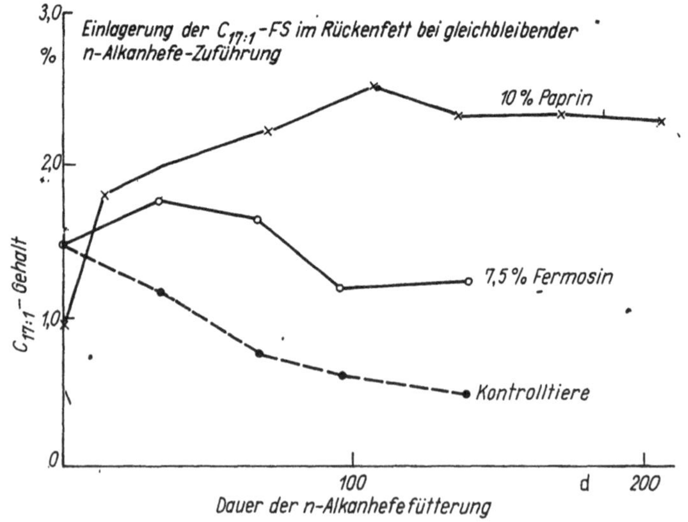

Abb. 1.

kommt (Tab. 8). Diese Tendenz konnte in experimentellen Versuchen seit 1985 mehrfach beobachtet werden. Ebenfalls erhöht wird durch eine n-Alkanhefefütterung der Anteil an Phosphatiden in den Leberlipiden (Tab. 9). Dabei können die höchsten Phosphatidgehalte bei Verfütterung von 15% Fermosin bzw. Paprin bestimmt werden.

Im Herzen kommt es im Vergleich zur Leber nicht zu einer so starken Anreicherung an Phosphatiden (Tab. 10) bei n-Alkanhefefütterung.

Tabelle 8 Einfluß der n-Alkanhefefütterung auf den Anteil an Polyenfettsäuren (%) in der Leber beim Schwein bei einem Einsatz von 7,5% Fermosin über 106 Masttage im Vergleich zu Kontrollschweinen

C-Zahl	20:3 n6	20:4	22:4	22:5 n6	22:5 n3	22:6
Kontrolle	0,97	18,23	1,03	0,28	3,22	2,82
7,5% Fermosin	1,26	22,10	1,20	0,36	3,84	1,83

Tabelle 9 Einfluß der n-Alkanhefefütterung auf den Phosphatidanteil in den Leberlipiden beim Schwein
(Anteil in %)

	Fermosin 0		7,5	15
Hefeanteil (%) über 120 Versuchstage	70,1		73,6	75,3
	Paprin 0	5	7,5	15
Hefeanteil (%) über 145 Versuchstage	60,0	63,2	71,9	72,5

Tabelle 10 Einfluß der Hefefütterung (7,5% Fermosin) auf den Phosphatidanteil (mg/g Feuchtgewebe) in verschiedenen Organen beim Schwein

Organ	Kontrolle	1. Gruppe	2. Gruppe
		7,5% Fermosin im Futter über 156 Versuchstage	
Herz n = 6	19,5	20,0	21,0
Leber n = 6	38,5	38,7	48,3

Betrachtet man die Veränderung des Anteils an C20:4-Säure, einer charakteristischen Fettsäure in den Phosphatiden, bei Verfütterung von n-Alkanhefe so wird deutlich, daß sich im Herzen, im Muskel und im Kleinhirn der Anteil an dieser Säure erhöht. Im Herzen wird die Erhöhung des Anteils an dieser Säure vor allem im Phosphatidylethanolamin deutlich (Tab. 11).

Die beobachteten Veränderungen an polyungesättigten Fettsäuren in der Leber und anderen Organen können nicht auf eine exogene Zufuhr dieser Fettsäuren zurückgeführt werden. Dafür müssen vielmehr körpereigene Stoffwechselleistungen verantwortlich gemacht werden. Generell sind diese Veränderungen ernährungsphysiologisch für den Verbraucher positiv zu bewerten. Bei Gabe von Polyensäuren kommt es z.B. beim Menschen zu einer Senkung bzw. Normalisierung des Cholesterolspiegels im Blut. Bisher kann dies durch Gaben von polyungesättigten Pflanzenölen bzw. Fischölen erreicht werden.

Die vorliegenden Untersuchungen geben Ansatzpunkte, daß es möglich ist, den Anteil polyungesättigter Fettsäuren im Schwein durch gezielte Fütterung mit n-Alkanhefe zu beeinflussen, ohne daß dabei nachteilige Wirkungen für das Tier beobachtet werden.

Tabelle 11 Einfluß der n-Alkanhefefütterung auf den Anteil an C20:4-Säure (%) in verschiedenen Organen beim Schwein (156. Versuchstag, n = 6)

Organ	Kontrolle	1. Gruppe	2. Gruppe
		7,5% Fermosin	
Herz			
Phosphatidylinositol	2,0	2,3	2,2
Phosphatidylethanolamin	16,9	17,4	21,0
Kleinhirn			
Phosphatide	6,4	7,5	7,8
Muskel			
Phosphatide	6,3	7,7	8,6

Rainer Macholz, Claus Wagenknecht, Siegfried Martin, Manfred Wirth, Vera Moritz, Hans-Jürgen Mest, Christel Taube, Wolfram Engst, Frank Leopold, Marion Petrzika, Reinhardt Knoll, Wolfgang Rödel, Helmut Przybilski

Beiträge zur gesundheitlichen Bewertung ungeradzahliger Fettsäuren

Die Kenntnisse zum Vorkommen von solchen Fettsäuren, deren Anzahl der C-Atome *nicht* geradzahlig ist, die *nicht* geradkettige Struktur aufweisen oder deren Doppelbindung *nicht* in den für den Menschen „normalen" (d.h. 6,9 u.a.) Positionen liegen, sind mit Entwicklung moderner Analysenverfahren erheblich angestiegen.

Inzwischen sind weit über 200 solcher Fettsäuren aufgefunden worden, viele davon in Warmblütern. Auch in unserem Lande erarbeitete Basiswerte belegen eindeutig die natürliche Herkunft solcher Fettsäuren [1, 2]. In unseren tierischen Lebensmitteln hat man in der Regel mit summarischen Anteilen von 1—2% ungeradzahligen Fettsäuren am Gesamtfettsäureprofil zu rechnen. Hauptquelle neben Fleischerzeugnissen sind Milch und Butter, auch durch Fermentation gewonnene Lebensmittel wie Käse [3].

Es gibt aber *weder* verläßliche Daten zur Gesamtbelastung der Nahrung mit ungeradzahligen Fettsäuren *noch* kann die Aufnahme cyclischer Fettsäuren geschätzt werden. Es scheint aber, daß die Mengen an ungeradzahligen Fettsäuren in unserer Nahrung nicht besonders relevant bzw. durch den menschlichen Organismus tolerierbar sind, solange das bislang für unsere Ernährung typische Fettsäureprofil in der Nahrung bestehen bleibt. Mit dem Einsatz mikrobieller Biomassen in der Tierernährung kann sich diese bisherige Situation infolge Erhöhung der Aufnahme an diesen Fettsäuren ändern (Tab. 1).

Seit einiger Zeit arbeiten zahlreiche Akademieinstitute gemeinsam mit Einrichtungen des MLFN und von Universitäten experimentell an Grundlagen der gesundheit-

Tab. 1 Schätzung der Aufnahme veränderter Aufnahmebedingungen für C17:0 und C17:1
Aufnahme*, C17:0 + C17:1, DDR

Alkanhefen im Futter	g/Mensch/d	mg/kg KM
mit	~2,0	29
ohne	~0,5	7

* nur Fleisch(erzeugnisse)

Tabelle 2 Fettsäurezusammensetzung (Flächen %) von 5 Fermosinchargen (44–48), Isolierung der Fettsäuren modifiziert nach GÖBEL (4); Erfassung als Methylester (FAME) mit GC/MS/DS 4525 Finnigan MAT (5). Bei Nicht-FAME ist die Bezugbasis FAME-Flächen % zu bedenken

Proben-Nr.	II	IV	I	III	V
gesättigte n-FAME					
12:0	0,11	0,13	0,05	0,05	1,14
13:0	0,50	0,54	0,20	0,37	0,49
14:0	1,62	1,62	1,35	1,20	1,02
15:0	7,17	7,40	6,40	6,59	6,20
16:0	12,64	12,36	10,29	11,39	10,40
17:0	4,77	5,70	5,28	5,49	4,87
18:0	0,83	1,01	0,58	0,50	0,34
19:0	0,01	0,01	–	–	–
20:0	–	–	–	–	–
24:0	0,02	0,02	–	–	–
Summe:	27,67	28,79	24,15	25,59	24,47
ungesättigte n-FAME					
14:1	0,07	0,08	0,03	0,02	0,01
15:1	0,41	0,45	0,34	0,15	0,13
16:1	9,39	10,06	9,49	8,45	8,76
17:3	0,11	0,33	0,11	0,05	0,11
17:2	1,43	1,29	3,13	3,28	3,30
17:1	36,27	33,52	39,52	38,14	39,43
18:3	0,23	0,54	0,24	0,04	0,10
18:2	8,55	10,28	8,92	9,22	9,87
18:1 (= 9)	14,30	13,87	13,38	14,69	13,50
18:1 (= 11)	0,11	0,21	0,19	0,18	0,15
19:1	0,13	0,13	0,08	0,02	0,02
Summe:	71,00	70,76	75,43	74,24	75,38
Alkane					
$C_{15}H_{32}$	0,07	0,11	0,08	0,05	0,07
$C_{16}H_{34}$	0,12	0,11	0,05	–	0,06
$C_{17}H_{36}$	0,07	0,07	0,08	0,04	0,02
$C_{18}H_{38}$	0,05	0,04	0,04	0,02	–
$C_{19}H_{40}$	0,02	0,04	0,08	0,01	–
$C_{20}H_{42}$	0,03	0,04	0,03	0,04	–
$C_{21}H_{44}$	0,01	0,01	0,04	0,01	–
$C_{22}H_{46}$	0,01	0,01	0,02	–	–
Summe:	0,38	0,43	0,42	0,17	0,15
Cyclopropan-FAME					
18:0-CH_2–	0,01	0,02	–	–	–
Andere Verbindungen	0,94	–	–	–	–
Summe	100,0	100,0	100,0	100,0	100,0

lichen Bewertung ungewöhnlicher Fettsäuren. Befunde aus dieser Kooperation werden nachfolgend vorgestellt.

1. Eine 100%ige Aufklärung des Fettsäureprofils der Futterhefe FERMOSIN[R] mittels Kapillargaschromatographie/Massenspektroskopie beantwortet einige wesentliche offene Fragen (Tab. 2 und 3, Abb. 1). Diese n-Alkan-Hefe [1] enthält in der

Tab. 3 Fettsäurezusammensetzung der Lipidphase von Fermosin® (Erfassung von Strukturgruppen)

FERMOSIN-LIPIDPHASE (%)*

Ungeradzahlige FS	49–55
davon C15:0	7
C17:0	5
C17:1	**34–40**
C18:1 (Δ 11?)	0,11–0,32
C18:0, 16-CH_3	0,02
C19:0, $-CH_2-$	0,01–0,02
Alkane $C_{15}H_{32}$...$C_{22}H_{46}$	0,15–0,43*
Rest (keine FAME)	0,94

*Flächen %

Fettfraktion etwa 53% ungeradzahlige Fettsäuren, 37% entfallen auf die C17:1. Nachweisbar war auch die C17:2 und C17:3. Cyclische, hydroxylierte, verzweigte Fettsäuren waren nicht in Gehalten >0,02% vorhanden. Aus diesen Befunden ist abzuleiten, daß cyclische, verzweigte und hydroxylierte Fettsäuren kein Problem für die n-Alkan-Hefe Fermosin® darstellen. Eine andere Situation ergibt sich im Falle von bakteriellen Biomassen (Tab. 4). Für den langfristigen Verlauf, und es ist anzunehmen, daß Biomassen in der Zukunft weit größere Bedeutung erlangen [7], müßte man allerdings auch an diese Fettsäuren denken.

Bei der gesundheitlichen Bewertung ungeradzahliger Fettsäuren kann man außer auf die in der DDR erarbeiteten Erkenntnisse auf keine *publizierten systematischen* Untersuchungen zum Stoffwechsel, zu dessen Beeinflussung und zu toxischen Wirkungen zurückgreifen. Bei mehreren aus anderen Ländern bekanntgewordenen Experimenten gelang es überhaupt nicht, irgendwelche sporadisch vermuteten Effekte dieser Fettsäuren zu bestätigen [6]. In vielen Prüfungen wurden komplexe Biomassen eingesetzt, in denen der Lipidanteil relativ gering war und kausale Zusammenhänge ohnehin schwerlich aufklärbar gewesen wären. Mit isolierten Lipidfraktionen aus der Biomasse „Toprina“ durchgeführte Prüfungen auf nachteilige Wirkungen werden beschrieben. Auch dabei waren nur die bei allen Autoren wiederkehrenden Hinweise auf eine mäßige Anreicherung insbesondere von C17:0 und C17:1 in den tierischen Geweben belegbar. Dies hat auch bei Nutztieren in unserem Lande wiederholt Bestätigung gefunden (Lusky et al.). Beschriebene Verhaltensveränderungen bei Versuchs-

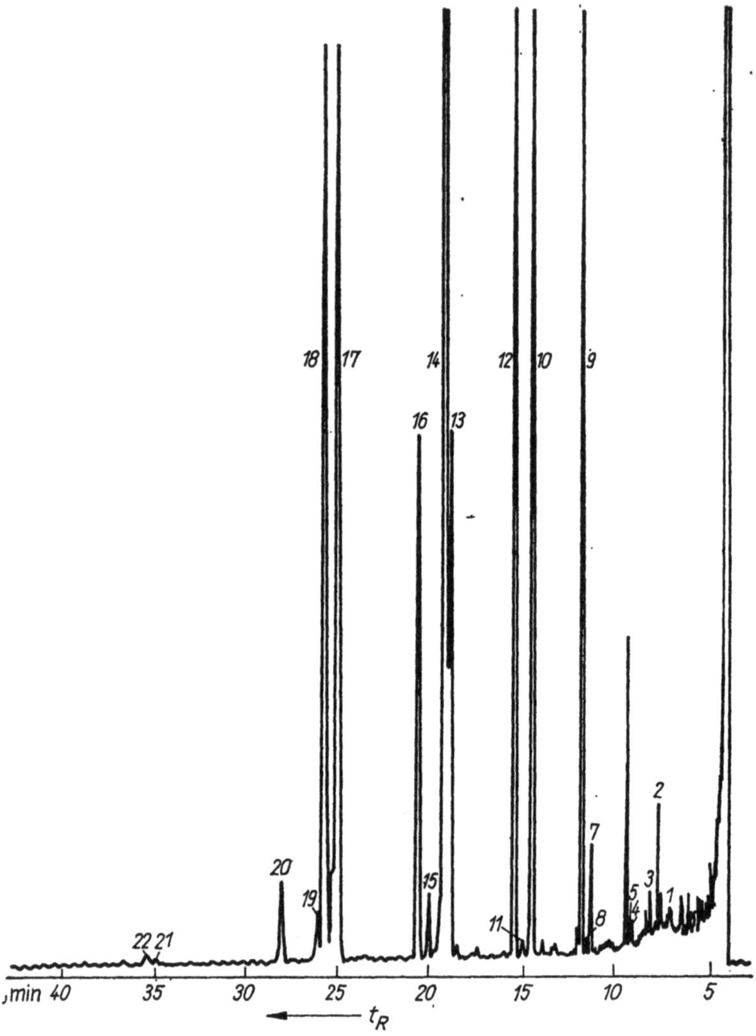

Abb. 1 Kapillargaschromatogramm der Gesamtfettsäurefraktion einer Probe FERMOSIN® (6)

Gaschromatograph:	Varian 3700
Kapillarsäule:	fused silica, 30 m – 0,323 mm
Flüssigphase:	DB-1
Filmdicke:	0,25 μm
Trägergas:	Stickstoff 1 ml/min
Splitverhältnis:	1:20
Detektor:	FID
Wasserstoff:	30 ml/min
Luft:	300 ml/min

tieren erscheinen nicht aussagekräftig, bieten aber sicher wie die in der Literatur beschriebenen Veränderungen an Membranen Anregungen für weitere Experimente.

Die WHO hat 1987 sinngemäß ausgeführt: Natürliche Stoffe und solche Verbindungen, die in normale Körperbestandteile umgewandelt werden, gelten nicht a priori als sicher. Es ist vielmehr zu klären, ob in der Regel nicht limitierte Stoffwechselwege durch eine ungewöhnliche Stoffzufuhr an die Grenze ihrer Umsetzungsraten gelangen und dadurch Schäden induziert werden. Auch ist denkbar, daß im normalen Stoffwechsel wenig vorkommende Spaltprodukte nunmehr in erhöhter Menge vorkommen und toxisch wirken [8]. International anerkannte Bewertungsrichtlinien, wie für fast alle synthetischen Substanzen vorhanden, existieren für die überwiegende Anzahl natürlicher Stoffe nicht. Zumeist ignoriert man derartige Substanzen in konventionellen Rohstoffen und übt z.T. übermäßige Strenge beim Vorkommen in unkonventionellen Rohstoffen.

2. Es wurden Auswirkungen der ungewöhnlichen Lipidfraktion auf das Herz-Kreislauf-System erwartet. Deshalb wurden an spontan hypertone Ratten Zusätze von Lipiden bzw. Biomassen verabreicht (Abb. 2).

Bei Fütterung mit FERMOSIN® oder dem Fettsäuregemisch aus FERMOSIN® ist eine signifikant verzögerte Ausbildung des für diese Ratten typischen Hypertonus zu beobachten (Abb. 3). Dabei waren die aufgenommenen Nahrungsmengen in den Tiergruppen gleich, die Körpermassezunahmen und Lebermassen nicht different. In der Kontrollgruppe war in Übereinstimmung mit dem Hypertonus eine Herzhypertrophie nachweisbar.

(Fortsetzung Abb.-Unterschrift Abb. 1)

Injektortemperatur:	250°C
Detektortemperatur:	250°C
Säulentemperatur:	200°C: FERMOSIN (Abb. 1)
Auswertesystem:	CDS 101

Peak Nr.	Fettsäuremethylester FAME)	Anteil	Peak Nr.	FAME	Anteil
1	n-Alkan ($C_{16}H_{34}$)	0,15	12	C17:0	10,62
2	C13:0	0,52	13	C17:2	5,72
3	Naphthalencarbonsäuremethylester	0,19	14	C17:1	31,42
4	C14:1	0,12	15	C17:3	0,72
5	n-Alkan ($C_{17}H_{36}$)	0,09	16	C17:0	5,35
6	C14:0	1,53	17	C18:2	12,08
7	C15:1	0,59	18	C18:1 (=9)	12,49
8	n-Alkan ($C_{18}H_{38}$)	0,08	19	C18:1 (=11)	0,63
9	C15:0	5,99	20	C18:0	1,15
10	C16:1	9,75	21	C19:1	0,17
11	n-Alkan ($C_{19}H_{40}$)	0,08	22	C19:1	0,10

Tab. 4 Fettsäurezusammensetzung von mikrobiellen Biomassen: Fermosin®, Paprin®, Methanolbiomasse, Melassehefe

Anteil an Gesamt-Fettsäuren in %	Fermosin	Paprin	MB	Melasse
C13, 15, 17, 19	53	39	9	8
C15:0 + C17:0	11	16	6	5
C17:1	37	20	6	5
C18:1 (Δ 11?)	0,3	2	13–55	6
$>$CH–CH_3	n.n.	n.n.	~0,6	n.n.
$\triangle$	< 0,02	0,05	1–8	0,4
–OH	n.n.	0,05	0,3–15	0,5
Alkan	< 0,4	0,4	n.n.	2,5

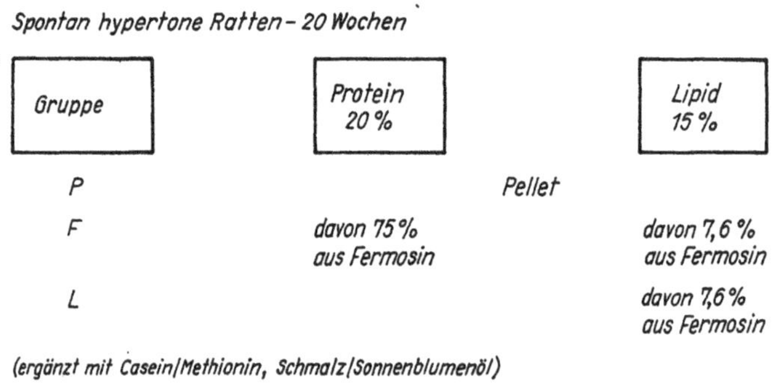

Abb. 2 Gruppeneinteilung beim Verzehr mit spontan hypertonen Ratten (SHR)
P = Pellet
F = Fermosin®
L = Lipidextrakt aus Fermosin®

Als Wirkmechanismus werden Veränderungen im Prostanoidstoffwechsel vermutet, die auch mit der Lipidkomponente in Beziehung stehen dürften. Für Fettsäuren anderer Struktur gibt es dazu Andeutungen in der älteren Literatur [6].

Die Blutlipide (Abb. 4) weisen ebenfalls Veränderungen im Sinne einer günstigen Beeinflussung des Lipidstoffwechsels auf. Derartige starke Veränderungen konnten in eigenen Versuchen durch Eikosapentaensäuregaben (z. B. in Form von Fischöl) mit diesem Tiermodell nicht erzielt werden. Derartige Erkenntnisse werden in der internationalen Literatur bislang nicht beschrieben, dürften für die komplexe Bewertung von Biomassen jedoch erheblich sein.

Auch kapillargaschromatographisch ermittelte Fettsäuremuster der Phospholipide des Herzens (Abb. 5) und der Leber (Abb. 6) sowie der Triglyceride der Leber (Abb. 7) belegen erhöhte Anteile an Arachidonsäure und stützen die anderen Befunde. Weitere typische Veränderungen, die auf einen Einfluß der Diäten auf den Leberstoffwechsel hinweisen sind veränderte Enzymaktivitäten.

Betrachtet man Parameter des Prostanoid-Stoffwechsels, so soll hier nur auf Erhöhungen des Thromboxans und eines Prostazyklin-Metaboliten im Serum und auf die Erniedrigung des Prostazyklins in der Aorta bei der Lipidgruppe verwiesen werden.

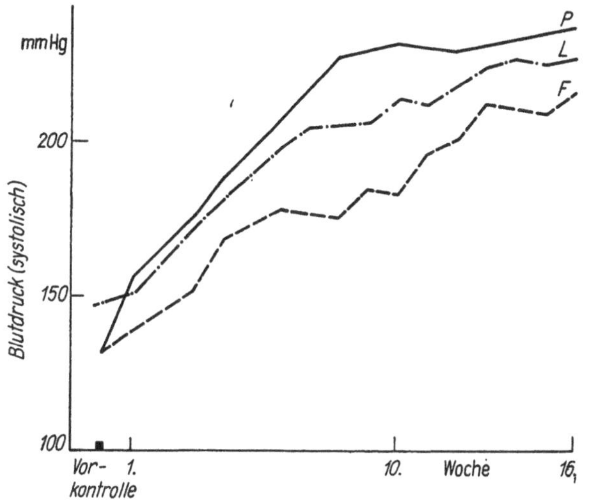

Abb. 3 Entwicklung des Hypertonus bei SHR nach Verabreichung von Futter unterschiedlicher Zusammensetzung (P, F, L)

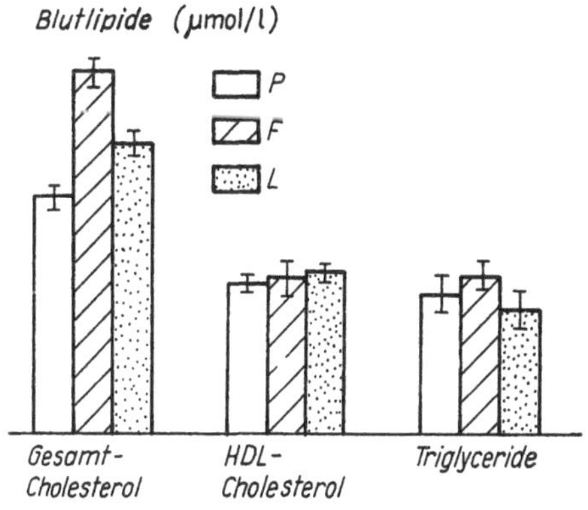

Abb. 4 Blutlipide bei Verfütterung von Futter der Zusammensetzung P, F und L (vgl. Abb. 2) an SHR

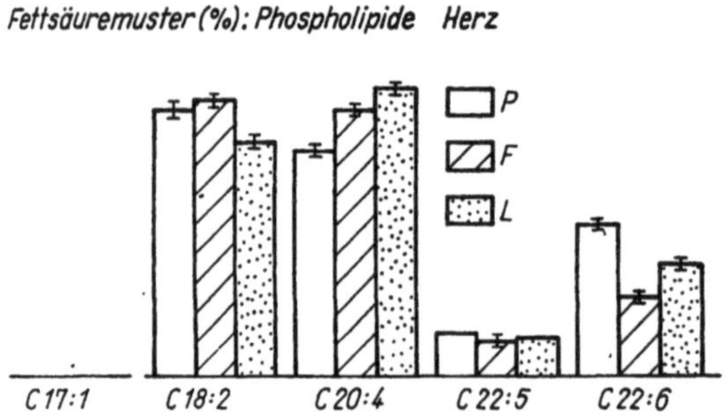

Abb. 5 Vergleich der Fettsäuremuster von Phospholipiden des Herzens nach Verfütterung gemäß Versuchseinstellung Abb. 2

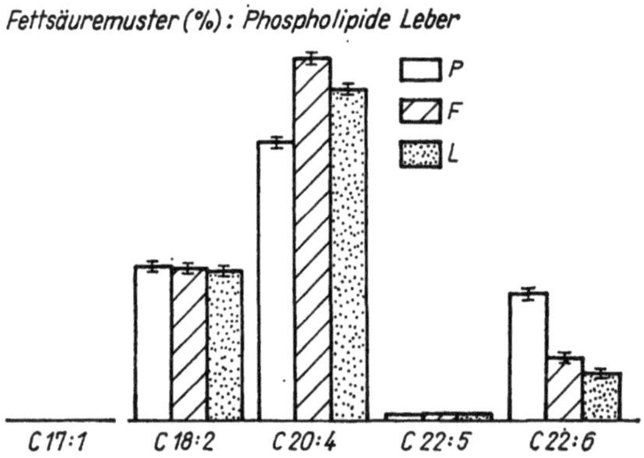

Abb. 6 Vergleich der Fettsäuremuster der Phospholipid-Fraktion der Leber nach Fütterung gemäß Versuchseinstellung Abb. 2

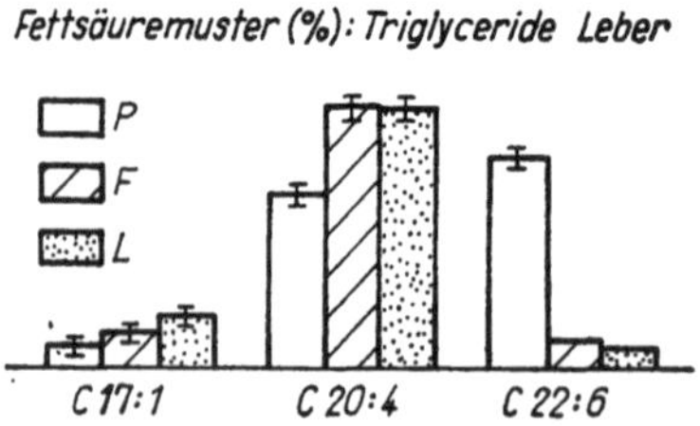

Abb. 7 Vergleich der Fettsäuremuster der Triglycerid-Fraktion der Leber nach Versuchseinstellung lt. Abb. 2

Diese Befunde geben deutliche Hinweise darauf, daß Parameter des Herz-Kreislauf-Systems günstig beeinflußt werden, was im Hinblick auf die Fleischqualität der Nutztiere als erwünscht zu diskutieren wäre.

3. Untersuchungen zum Stoffwechsel ungeradzahliger Fettsäuren erfolgten an Ratten mit der Modellsubstanz C1—14C—C17:0[1] und wurden im Vergleich zur C16:0 durchgeführt. Es zeigt sich, wie erwartet, daß hohe Anteile (30% in 5 h) zu CO_2 abgebaut werden. Einen Adaptationseffekt innerhalb unseres Versuchszeitraumes von 4 Wochen gibt es offenbar nicht (Abb. 8). Im braunen Fettgewebe (BAT) ist anteilmäßig hohe Aktivität, im Herzen und Hirn geringe Aktivität vorhanden. In Herz, Leber und Serum erscheint im Vergleich deutlich mehr Reaktivität aus C17:0.

Eine C17:1-Fettsäure wurde nur gefunden, wenn C17:0 verabreicht worden war. Diese Untersuchungen bilden die Grundlage für unsere weiteren mit der C17:1, die auch in anderen C-Positionen 14C-markiert wird.

4. Wenn Ratten über 4 Wochen 1% C17:0 in Form des von uns synthetisierten Triglycerids im Futter erhielten, stieg die Ausscheidung an Methylmalonsäure im Urin bis zu 4 Wochen sehr deutlich an (Abb. 9). Der normale Altersgang ohne C17:0-Zusatz im Futter äußert sich in einem sehr geringen Anstieg (Gruppe K, gestrichelte Linie). Wurde den C17:0 belasteten Tieren Vitamin B_{12} verabreicht, so entsprach der resultierende Anstieg lediglich dem natürlichen Altersgang, zudem blieb der Retikulocyten-Anteil im Blut normal. Wenn man daraus abgeleitet einen steigenden Vitamin B_{12}-Bedarf bei erhöhter Belastung mit C17-Fettsäuren unterstellt, so ergeben sich daraus Möglichkeiten zur Senkung von C17-Gehalten in Nutztieren.

Weitere Untersuchungen zum C1-Stoffwechsel, zur Substratspezifität, Aktivierbarkeit und Hemmung bestimmter Enzyme (z.B. der Desaturasen) sowie zum Eikosanoidstoffwechsel sind vorgesehen, um auf die hypothetischen quasiessentiellen Wirkungen, insbesondere bei Optimierung von Kofaktoren, zu prüfen. Über Ergebnisse toxikologischer Prüfungen wird an anderer Stelle berichtet.

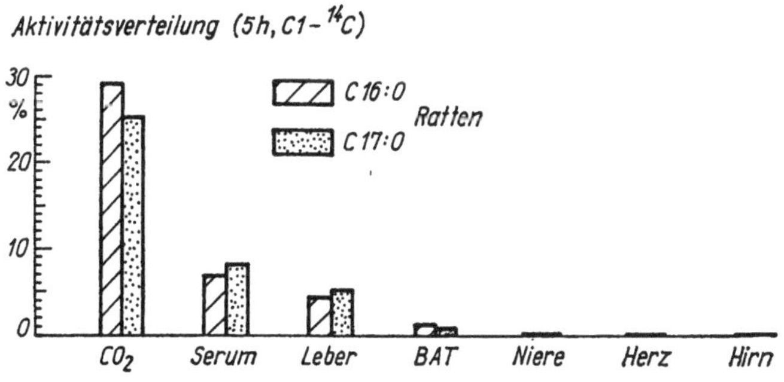

Abb. 8 Verfütterung von 1% C17:0 über 4 Wochen. Aktivitätsverteilung 5 Stunden nach Verabreichung von 15 μCi 1-^{14}C-C17:0

[1] Zentralinstitut für Kernforschung, Rossendorf

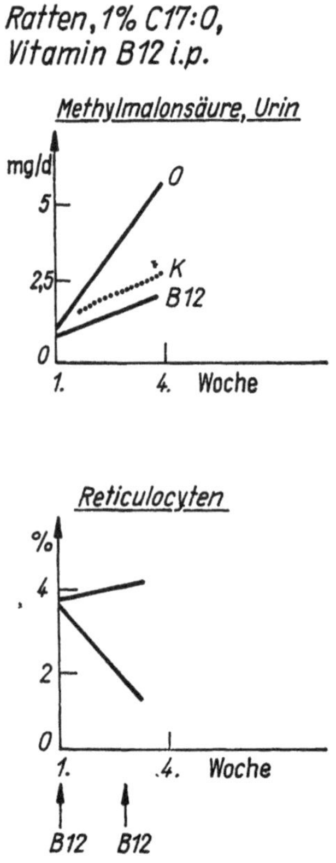

Abb. 9 Verfütterung von 1% C17:0 an Ratten. Orale bzw. i.p.-Verabreichung von 75 µg/kg Futter bzw. 10 µg Vitamin B_{12} am 1. und 14. Versuchstag.
0 = ohne Vitamin B_{12}
K = Kontrolle
B12 = Vitamin B12-Verabreichung

Literatur

[1] Lusky, K., M. Stoyke, R. Göbel, A. Busch und H. Ackermann, Untersuchungen zum Einfluß von mikrobiellem Eiweiß auf Kohlenwasserstoffbasis (Fermosin) mit definierter Fettsäurezusammensetzung auf den Fettstoffwechsel und die Fettzusammensetzung von landwirtschaftlichen Nutztieren. 1. Mitt. Einfluß von Fermosin auf die Zusammensetzung von Broilerdepotfett Nahrung 32 (1988) 6, 627

[2] Lusky, K., M. Stoyke, R. Göbel, K. D. Doberschütz, R. Macholz, Untersuchungen zum Einfluß von mikrobiellem Eiweiß auf Kohlenwasserstoffbasis (Fermosin) mit definierter Fettsäurezusammensetzung auf den Fettstoffwechsel und die Fettzusammensetzung von landwirtschaftlichen Nutztieren. 2. Mitt. Einfluß von Fermosin auf die Zusammensetzung von Schweinerückenfett Nahrung 33 (1988) 2, 203

[3] Diedrich, M., R. Macholz, Zum natürlichen Vorkommen ungeradzahliger Fettsäuren im tierischen Organismus einschließlich des Menschen. Z. gesamte Hyg. 35 (1989), 74–77
[4] Göbel, R., Dissertation B, Humboldt-Universität Berlin, 1984
[5] Petrzika, M., Zentralinstitut für Ernährung (unveröffentlicht)
[6] Rödel, W., Zentralinstitut für Ernährung (unveröffentlicht)
[7] Macholz, R. und Mitarbeiter, Zentralinstitut für Ernährung (Studie, unveröffentlicht)
[8] Deutsche Forschungsgemeinschaft. Kriterien und Spezifikationen zur Charakterisierung und Bewertung von Einzellerproteinen (Single Cell Proteins) zur Nutzung in Lebensmitteln für die menschliche Ernährung. Mitteilung X der Kommission zur Prüfung von Lebensmittelzusatz- und -inhaltsstoffen, Verlag Chemie, Weinheim, 1987
[9] Environmental Health Criteria 70. Principles for the Safety Assessment of Food Additives and Contaminants in Food. WHO, Genf 1987
[10] Taube, Ch. und Mitarbeiter, Institut für Pharmakologie und Toxikologie der Martin-Luther-Universität Halle (unveröffentlicht)

Autorenverzeichnis

Beitz, Jürgen, OASS Dr. sc. nat., Institut für Pharmakologie und Toxikologie der Martin-Luther-Universität

Engst, Wolfram, Dr. rer. nat., Zentralinstitut für Ernährung der AdW der DDR

Göbel, Roswitha, Dr. rer. nat., Institut für Veterinär-Pharmakologie und Toxikologie, Bernau

Knoll, Reinhard, Dr. rer. nat., Zentralinstitut für Ernährung der AdW der DDR

Leopold, Frank, Dr. rer. nat., Zentralinstitut für Ernährung der AdW der DDR

Lusky, Klaus, OVR Dr. sc. med. vet., Institut für Veterinär-Pharmakologie und Toxikologie, Bernau

Macholz, Rainer, Prof. Dr. sc. nat., Zentralinstitut für Ernährung der AdW der DDR

Martin, Siegfried, Dr. rer. nat., Institut für Biotechnologie der AdW der DDR

Mest, Hans-Jürgen, Prof. Dr. sc. med., Institut für Pharmakologie und Toxikologie der Martin-Luther-Universität

Moritz, Vera, Dr. rer. nat., Zentralinstitut für Herz-Kreislauf-Forschung der AdW der DDR

Noack, Rudolf, Prof. Dr. sc. med., Zentralinstitut für Ernährung der AdW der DDR

Petrzika, Marion, Dr. rer. nat., Zentralinstitut für Ernährung der AdW der DDR

Przybilski, Helmut, Dr. rer. nat., Zentralinstitut für Ernährung der AdW der DDR

Rödel, Wolfgang, Dr. rer. nat., Zentralinstitut für Ernährung der AdW der DDR

Stoyke, Manfred, Dr. rer. nat., Institut für Veterinär-Pharmakologie und Toxikologie, Bernau

Taube, Christel, Prof. Dr. sc. med., Institut für Pharmakologie und Toxikologie der Martin-Luther-Universität

Wagenknecht, Claus, Prof. Dr. sc. med., Zentralinstitut für Herz-Kreislauf-Forschung der AdW der DDR

Wirth, Manfred, Dipl.-Chem., Zentralinstitut für Herz-Kreislauf-Forschung der AdW der DDR

Bei Fragen zur Produktsicherheit wenden Sie sich bitte an:
If you have any questions regarding product safety,
please contact:

Walter de Gruyter GmbH
Genthiner Straße 13
10785 Berlin
productsafety@degruyterbrill.com